Hend RIAHI

Correlação radio-clínica no canal lombar estreito degenerativo

ÍNDICE DE CONTEÚDOS

INTRODUÇÃO...2

I.TIPO DE ESTUDO 4

II.ESCOLHA DA AMOSTRA 5

III.MÉTODOS...7

IV. CONSIDERAÇÕES ÉTICAS E CONFLITOS DE INTERESSES 14

V.PESQUISA BIBLIOGRÁFICA.............15

I.ESTUDO DESCRITIVO.........................16

I. CARACTERÍSTICAS DERMOGRÁFICAS 28

II.ESTUDOS DOS DADOS DA ENTREVISTA E DO EXAME FÍSICO....................................30

III.INTERESSE DA AVALIAÇÃO QUALITATIVA DO CANAL LOMBAR NA RESSONÂNCIA MAGNÉTICA E O IMPACTO TERAPÊUTICO.......................................32

CONCLUSÃO..35

REFERÊNCIAS 37

APÊNDICES 44

INTRODUÇÃO

O estreitamento degenerativo do canal lombar é uma entidade anatómica e clínica frequente [1,2]. Define-se anatomicamente por uma redução do diâmetro do canal medular devido a fenómenos artrósicos, resultando em compressão das estruturas nervosas e vasculares que contém, e clinicamente por uma síndrome espinal dolorosa e uma síndrome radicular que afecta principalmente as raízes de L3 a S1 [1,2]. Graças aos avanços da imagiologia e ao envelhecimento da população, tem-se registado um aumento da frequência do diagnóstico [3,4].

A evolução desta doença pode ser grave, com complicações sensório-motoras e genito-esfincterianas [5,6].

As causas da dor radicular não são inequívocas. Provavelmente, são compostas por vários componentes: anatómicos, neuropáticos, vasculares e bioquímicos [1,3,7]. Esta complexidade fisiopatológica poderia provavelmente explicar a variedade de sintomas e, em parte, a falta de paralelismo anatómico-clínico [4].

Os especialistas conseguiram estabelecer uma definição de estenose do canal lombar, que deve ter um diâmetro antero-posterior inferior a 10mm [8]. Alguns consideram também a área de superfície do saco dural, em corte axial na imagem, para fazer o diagnóstico de estenose do canal lombar. Uma área inferior a 100mm2 representa estreiteza relativa, enquanto que uma área inferior a 75mm2 representa estenose absoluta [8,9]. Estes dois parâmetros radiológicos têm uma limitação: vários estudos demonstraram que não existe qualquer relação entre o tamanho do saco dural e os sintomas relatados pelo doente [10-18].

O padrão de ouro é a RM da medula espinal, que fornece uma

ilustração morfológica precisa [4,19-21]. Estuda o grau de estenose das radículas no saco dural, definindo a classificação de Schizas [8,22].

Será que existe uma associação entre esta classificação e os sintomas clínicos? O objetivo do nosso trabalho foi estudar a correlação entre a classificação de Schizas e as manifestações clínicas do canal lombar estreito degenerativo.

I. TIPO DE ESTUDO

Trata-se de um estudo descritivo, avaliativo e retrospetivo, realizado no serviço de ortopedia de La Rabta e centrado em pacientes com um canal lombar estreito degenerativo.

II. ESCOLHA DA AMOSTRA

Recolhemos 82 processos de doentes identificados a partir dos cadernos de arquivo (doentes seguidos e/ou internados no serviço, operados ou não, entre janeiro de 2010 e dezembro de 2021) com a palavra-chave de codificação: canal lombar estreito.

II. 1. Critérios de inclusão :

No nosso estudo, incluímos doentes :

- Que tinha um canal lombar estreito e degenerativo.

- Que foram examinados antes da cirurgia.

- Fazer uma ressonância magnética da coluna lombar.

- Não tomar medicamentos durante mais de 15 dias e não fazer
reabilitação durante mais de 45 dias.
- Sem claudicação vascular ao exame.

II. 2. Critérios de não-inclusão :

Este trabalho não inclui :

- Ficheiros que não contêm imagens e relatórios de RMN.

- Estreitamento do canal vertebral lombar de origem traumática,
tumoral, iatrogénica ou infecciosa.

II. 3. Critérios de exclusão :

Excluímos :

- Ficheiros com dados incompletos.

- Casos com imagens de RM de má qualidade e relatórios incompletos que nos impedem de determinar corretamente a classificação de Schizas.

- Doentes com uma doença reumática inflamatória crónica que pode afetar a coluna vertebral.

- Pacientes com um défice sensório-motor ligado a uma doença neurológica paralisante.

III. MÉTODOS

Recolha de dados :

O nosso método de trabalho consistiu na recolha de dados epidemiológicos, anamnésicos, clínicos e radiológicos, através de uma ficha de tratamento de dados (**Anexo 1**), que foram posteriormente reportados numa tabela Excel. Efectuámos um estudo descritivo e estatístico, analisando os dados com recurso ao software SPSS.

Recolhemos os seguintes dados para cada um dos nossos doentes:

II. 1 Dados epidemiológicos :

- Idade.

- Género.

- História médica e cirúrgica.

II.2 Dados do exame :

As principais queixas que emergiram da história foram :

- Dor lombar: início, intensidade, impacto nas actividades diárias e resposta ao tratamento médico.

- A incapacidade funcional permanente de um doente, utilizando o índice de incapacidade de Oswestry (**Anexo 2**): Este índice foi concebido para nos dar informações sobre a forma como a patologia da coluna vertebral afectou a capacidade de lidar com a vida quotidiana. Implica responder a todas as secções do questionário. O resultado final foi expresso em percentagem de incapacidade [23].

- Intensidade da dor utilizando a escala visual analógica [24-26]

(Anexo 3).

- Claudicação neurogénica intermitente, que só era aliviada ao inclinar-se para a frente ou ao sentar-se. Esta situação foi explicada pelo facto de a flexão da coluna vertebral aumentar o diâmetro do canal lombar e vice-versa para a extensão [1,3,27]. A claudicação vascular era o diagnóstico diferencial, que podia ser excluído com uma boa história e um exame clínico cuidadoso [28] (**Anexo 4**).

- Limitação do perímetro de marcha. Para facilitar o trabalho, dividimos a coorte em três grupos de forma arbitrária, na ausência de um consenso claro.

Grupo 1 com um perímetro de deslocação >500m.

Grupo 2 com um perímetro de deslocação reduzido entre 100 e 500 m.

Grupo 3 com um perímetro de deslocação muito reduzido <100m.

- Radiculalgia: localização, tempo de início, uni ou bilateral, uni- ou multi-radicular.

- -Distúrbios genito-esfincterianos.

II. 3 Exame clínico :

Foi efectuado um exame físico centrado nos sistemas músculo-esquelético e neurológico:

- Uma síndrome postural: acentuação ou redução de uma das curvas da coluna vertebral, presença de uma atitude escoliótica, procura de compensação de um desequilíbrio sagital da coluna vertebral através da flexão da anca ou dos joelhos.

- Síndrome da coluna vertebral: dor, contracturas dos músculos paravertebrais, rigidez da coluna vertebral através da medição da distância entre os dedos e o chão e do índice de Schober [29,30].

- Uma síndrome radicular: pelo sinal de Sonnette e pelas manobras de Lasègue [31].

- Se existe ou não um défice sensorial e/ou motor através de testes musculares [32,33] **(Anexo 5)**, síndrome da cauda equina ou síndrome piramidal.

- Apreciar o tónus muscular.

- Investigação sobre os reflexos osteotendinosos.

II. 4 Dados de imagiologia :

O canal vertebral lombar é constituído por duas zonas, uma central e outra lateral, que podem ser constitucionalmente estenóticas ou adquiridas, resultando em compressão dos elementos vasculares e neurais quando atingem um determinado grau de estreiteza [3,34]. A imagiologia permite avaliar os elementos envolvidos, o grau de estenose, a sua topografia e eventual componente dinâmico.

A estenose constitucional é mais frequentemente observada no momento do início de uma

fator degenerativo secundário [2,35].

As anomalias degenerativas que se podem combinar para estreitar o canal lombar são as seguintes [19,36]:

- Doença degenerativa do disco com hérnia discal.

- Discartrose com osteofitose corporal.

- Osteoartrose da zigapófise, por vezes associada a um quisto sinovial.

- Ligamentos espessos, calcificados e ossificados (ligamento amarelo, ligamento vertebral comum posterior).

- Hiperostose das lâminas.

Foram obtidas imagens de RM do canal lombar em corte axial na sequência T2 dos nossos pacientes. Avaliámos a relação entre a área ocupada pelas radículas da cauda equina e a área ocupada pelo líquido cefalorraquidiano. Esta descrição morfológica define a classificação de Schizas [8,22], que é composta por quatro graus: A1-4, B, C e D, em ordem crescente de gravidade da estenose (**Figura 1**).

Grau A: sem estenose ou estenose ligeira
A1: radículas dispostas dorsalmente, ocupando menos de metade da superfície do saco dural.

A2: radículas dispostas dorsalmente em forma de ferradura.
A3: radículas dispostas dorsalmente que ocupam mais de metade da superfície do saco dural.

A4: radículas de localização central que ocupam a maior parte da superfície do saco dural.

Grau B: estenose moderada: as radículas ocupam todo o saco dural, mas as radículas podem ainda ser individualizadas.

Grau C: estenose grave: não há radículas reconhecíveis com apagamento completo do espaço do líquido cefalorraquidiano, mas a gordura epidural está presente posteriormente.

Grau D: estenose extrema: sem radículas reconhecíveis e sem gordura epidural atrás.

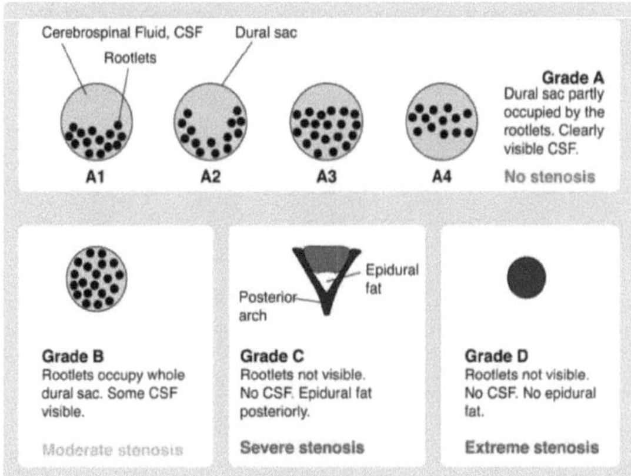

Figura 1: Classificação morfológica dos graus de estenose do canal lombar [8].

As Figuras 2 a 5 mostram imagens de RM em T2 de secção axial da coluna lombar:

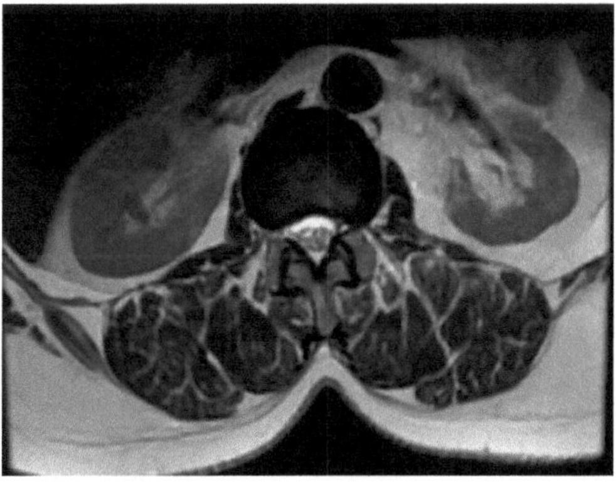

Figura 2: Secção axial de uma ressonância magnética da coluna lombar em sequência T2 que mostra uma estenose ligeira com radículas que ocupam mais de metade do saco dural (estádio A3 de Schizas).

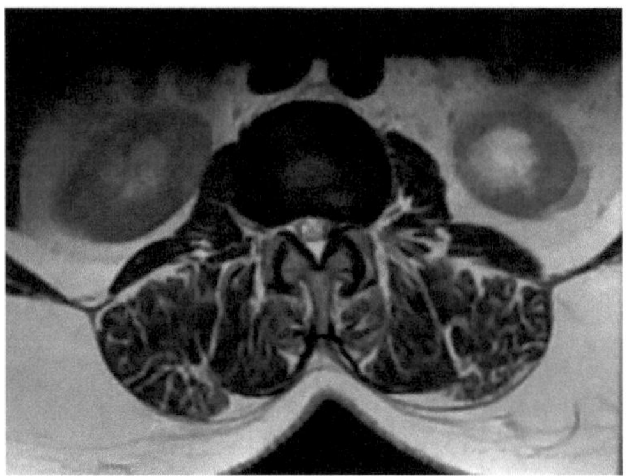

Figura 3: Secção axial de uma ressonância magnética da coluna lombar em sequência T2 que mostra uma estenose moderada com o aparecimento de radículas que ocupam todo o saco dural, mas as radículas ainda podem ser individualizadas (estádio B de Schizas).

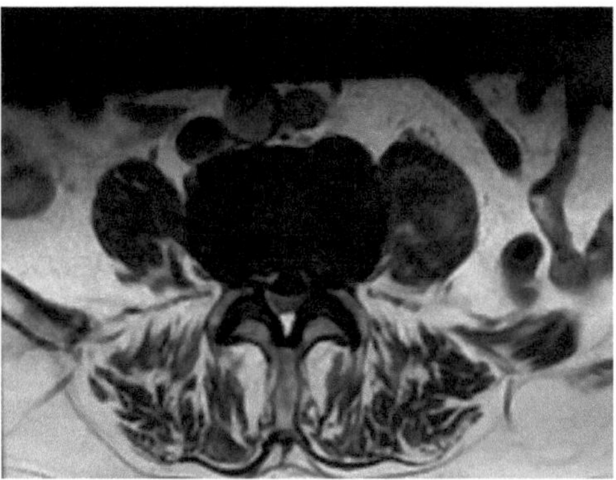

Figura 4: Secção axial de uma ressonância magnética da coluna lombar em sequência T2 que mostra uma estenose grave com radículas irreconhecíveis e um apagamento completo do espaço do LCR, mas a gordura epidural está presente posteriormente (estádio C de Schizas).

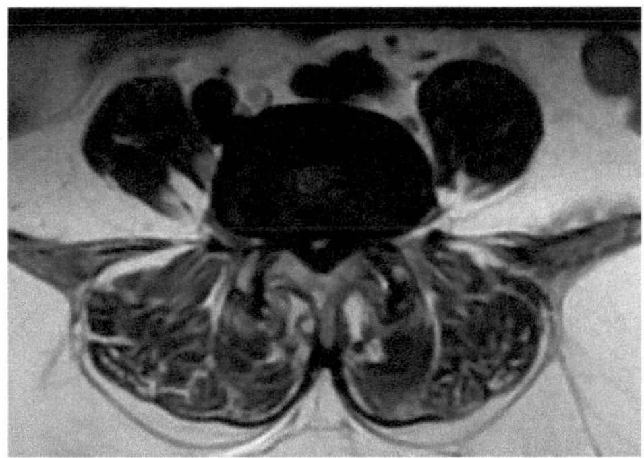

Figura 5: Secção axial de uma ressonância magnética da coluna lombar em sequência T2 que mostra uma estenose extrema com radículas irreconhecíveis e sem gordura epidural atrás (grau D de Schizas).

IV. CONSIDERAÇÕES ÉTICAS E CONFLITOS DE INTERESSES

Declaramos que não existem conflitos de interesse em relação a este trabalho. Garantimos igualmente a confidencialidade dos dados recolhidos e implementámos medidas de segurança para o envio, a receção e o armazenamento desses dados.

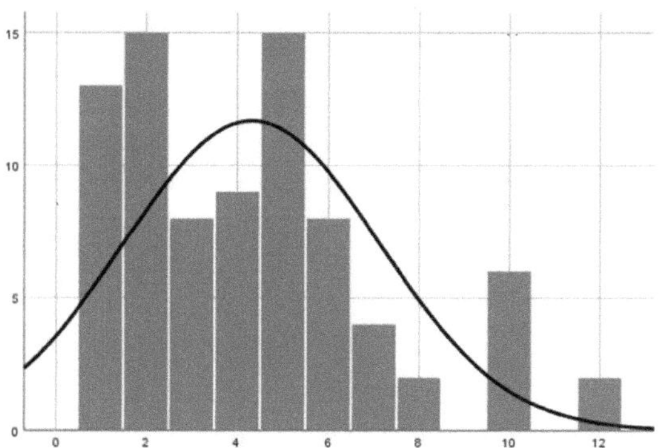

Figura 7: Distribuição dos pacientes de acordo com a duração da evolução.

I.3 Dor lombar crónica :

A dor lombar crónica estava presente em 96% dos casos, enquanto que estava ausente em 4% dos doentes.

I.4 Radiculalgia :

Todos os nossos doentes sofriam de radiculalgia. A radiculalgia era unilateral em 35 casos e bilateral em 47 casos. Eram unirradiculares em 77 casos, pluriradiculares em 05 casos e mal sistematizadas em 11 casos. O estudo topográfico das raízes mostrou um envolvimento predominante da raiz L5 (38 casos) de acordo com o esquema seguinte **(figura 8)**.

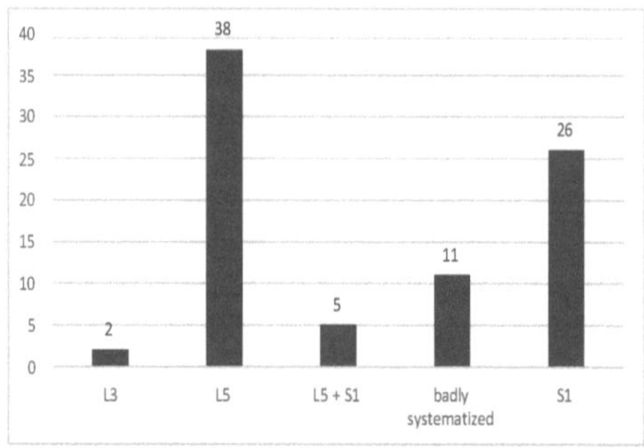

Figura 8: Distribuição dos doentes segundo o tipo de radiculalgia

I.5 Intensidade da dor :

A intensidade da dor foi avaliada através da escala VAS. A pontuação média foi de 7, com extremos de 4 e 9. A distribuição dos doentes de acordo com a intensidade da dor, utilizando a escala VAS, é a seguinte, apresentada na **Tabela I.**

Tabela I: Distribuição dos pacientes de acordo com a intensidade da dor.

	Força de trabalho	Percentagem
Dor ligeira [VAS 1-3]	0	0%
Dor moderada [VAS4-5]	23	28%
Dor severa [VAS6-7]	31	38%
Dor insuportável [EVA 8-10]	28	34%

I.6 Claudicação neurogénica e perímetro da marcha :

A claudicação neurogénica foi encontrada em 100% dos doentes. 30% dos doentes apresentavam uma redução grave d o perímetro da marcha. A distribuição dos pacientes de acordo com a redução do perímetro da marcha é mostrada na **Tabela II.**

Tabela II: Distribuição dos pacientes de acordo com a redução do perímetro de marcha.

Perímetro de deslocação	Força de trabalho	Percentagem
PM < 100m	25	30%
100m < PM < 500m	30	37%
PM > 500m	27	33%
Total	82	100%

O motivo mais frequente para a interrupção da marcha foi a claudicação neurogénica, com uma taxa de 80%. Os restantes motivos dividiram-se entre recidiva da dor lombar e dor lombar pura. Trinta e dois doentes (32%) referiram que a hiperflexão ou a inclinação para a frente aliviavam a dor, enquanto os outros eram obrigados a sentar-se.

I.7 Perturbação vesico-esfincteriana :

Na nossa série, foram registados 09 casos de perdas urinárias, 12 casos de urgência urinária e 04 casos de impotência sexual.

I.8 Capacidade funcional :

Foi avaliada pelo índice de incapacidade de Oswestry (ODI). A pontuação média foi de 47%, com um mínimo de 10% e um máximo de 90%. A repartição dos doentes de acordo c o m a incapacidade funcional é apresentada na **tabela III**.

Tabela III: Distribuição dos doentes de acordo com a incapacidade funcional.

Pontuação ODI [%]	Força de trabalho	Percentagem
Incapacidade mínima (0-20)	9	11%
Deficiência moderada (21-40)	27	33%
Deficiência grave (41-60)	26	32%
Aleijado, a dor afecta todos os aspectos da vida do doente (61-80)	12	14%
Os doentes estão acamados ou exageram os seus sintomas (81-100)	8	10%
Total	82	100%

I.9 Exame clínico :

Síndrome da coluna vertebral e síndrome postural:

- A rigidez da coluna vertebral foi detectada em 48 casos.

- Hiperlordose em 05 casos.

- Perda da lordose lombar em 07 casos.

- A marcha em posição de cifose ou de carrinho de supermercado foi registada em 03 casos.

- Desvio escoliótico da coluna vertebral em 08 casos.

Síndrome radicular :

- Sinal de Lasègue positivo (<40°) em 44 casos.

- Sinal de sino positivo em 45 casos.

- A marcha sobre o calcanhar foi impossível em 26 casos.

- Em 19 casos, era impossível andar na ponta dos pés.

Défice sensório-motor :

A distribuição dos doentes de acordo com a presença ou ausência de um défice sensório-motor é apresentada na **Tabela IV.**

Tabela IV: Distribuição dos doentes de acordo com o défice sensório-motor.

Número Percentagem

Défice sensorial motor	Sim	20	24%
	Não	62	76%

Quanto às alterações sensoriais, a hipoestesia esteve presente em todos os casos, afectando a raiz esquerda de L4 em 02 casos e as raízes de L5 e S1 nos restantes casos. Apenas um caso de síndrome da cauda equina foi relatado na nossa série.68 doentes apresentavam bom tónus muscular, enquanto os restantes eram hipotónicos (17%).A síndrome piramidal esteve presente em apenas 02 doentes da nossa série.Relativamente aos reflexos osteotendinosos, verificou-se uma anomalia do reflexo patelar em 12% dos casos e do reflexo aquileu em 32% dos casos.

I.10 Dados de imagiologia :

A ressonância magnética permitiu-nos identificar :

- Hipertrofia do ligamento amarelo em 32 casos.

- Canal cervical estreito associado em 04 casos.

- Osteoartrite zigapofisária: 54 casos.

- Anomalias de sinal dos discos e das placas terminais vertebrais em 68 casos.

- Não foram detectados quistos sinoviais em nenhuma das imagens de RM.

- Degenerescência dos músculos lombares em 36 casos.

- Compressão do nervo: localização e extensão.

Em nossos 82 pacientes, 149 estágios eram estenóticos, como mostrado na **Tabela V.**

Tabela V: Distribuição da estenose de acordo com o nível lombar e o número de estágios.

Estenose	Número	Percentagem
Nível lombar		
L1-L2	01	1%
L2-L3	04	2%
L3-L4	22	15%
L4-L5	64	43%
L5-S1	58	39%
Total	149	100%
Estenose faseada		
1 andar	6	8%
2 andares	41	50%
3 andares	33	40%
4 andares	2	2%

- O grau de estenose das radículas do saco dural segundo a classificação de Schizas. Na nossa série :

Grau A: 49% dos casos.

Grau B: 39% dos casos.

Grau C: 15% dos casos.

Grau D: 2% dos casos.

A distribuição dos pacientes de acordo com a classificação de Schizas é mostrada na tabela abaixo. figura 4.

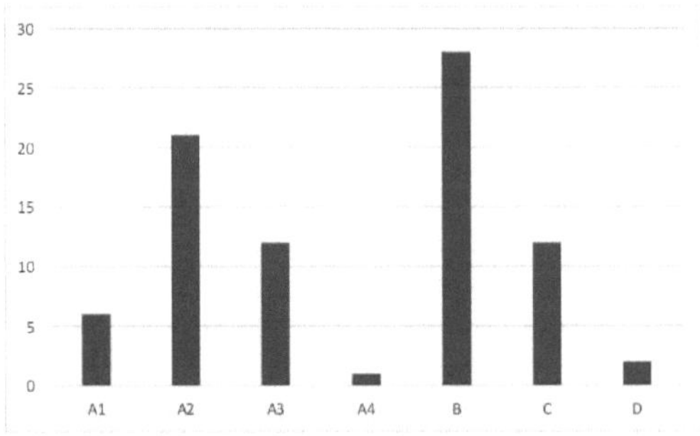

Figura 9: Distribuição dos pacientes de acordo com a classificação de Schizas.

II. CORRELAÇÃO DOS DADOS CLÍNICOS COM A CLASSIFICAÇÃO DOS ESQUIZOS

A correlação dos parâmetros clínicos com os diferentes graus da classificação de Schizas é apresentada na **Tabela VI**.

Tabela VI: Correlação dos dados clínicos com a classificação de Schizas.

	Grau A	Grau B	Grau C	Grau D	P
Perímetro de>500m	16 (40%)	09 (32%)	02 (17%)	0	0,832
caminhada100-500m	16 (40%)	08 (29%)	06 (50%)	0	
<100m	08 (20%)	11 (39%)	04 (33%)	02	
Intensidade do Ligeiro	0	0	0	0	0,011
Dor Moderada	15 (38%)	08 (29%)	0	0	
Intenso	15 (38%)	08 (29%)	08 (67%)	0	
Insuportável	10 (25%)	12 (42%)	04 (33%)	02	
ReflexPresente patelas assimétricas	36 (90%)	26 (92%)	10 (83%)	0	0,208
Anormal	04 (10%)	02 (8%)	02 (17%)	02	
ReflexPresent e Aquiles simétrico	28 (70%)	26 (81%)	06 (50%)	0	<0,001
Anormal	12 (30%)	06 (19%)	06 (50%)	02	
DéficeNão	36 (90%)	21 (75%)	05 (42%)	0	0,001
Sensível- Sim motor	04 (10%)	07 (25%)	07 (58%)	02	
Capacidade Fase 1	06 (15%)	03 (11%)	0	0	0,089
Fase funcional 2	16 (40%)	10 (36%)	01 (8%)	0	

Fase 3	11 (28%)	10 (36%)	05 (42%)	0	
Fase 4	04 (10%)	05 (17%)	03 (25%)	0	
Fase 5	03 (7%)	0	03 (25%)	02	
Perturbação vesico-bexiga Não	29 (73%)	20 (71%)	08 (67%)	0	0,863
Esfíncter Sim	11 (27%)	08 (29%)	04 (33%)	02	

Foi encontrada uma correlação significativa entre o grau de estenose lombar e a intensidade da dor **p=0,011**, a abolição do reflexo aquileu **p<0,001** e o défice sensório-motor **p=0,001**.

Foram estudados 82 doentes com canal lombar estreito degenerativo. Correlacionámos o grau de estenose radicular no saco dural, segundo a classificação de Schizas, com diversas variáveis clínicas, nomeadamente: perímetro da marcha e claudicação neurogénica, intensidade da dor, incapacidade funcional e exame neurológico. No entanto, o nosso estudo não encontrou uma associação estatisticamente significativa entre o ODI, o perímetro da marcha e a claudicação neurogénica e a classificação de Schizas. A classificação de Schizas é uma classificação qualitativa fiável validada por Ko et al.[4] e pode ser utilizada como método de aprendizagem por clínicos e professores.

radiologistas [4].

Consideramos que este trabalho é original. Vários estudos têm correlacionado sintomas clínicos com parâmetros radiológicos quantitativos. No entanto, poucos estudos correlacionaram os sintomas clínicos com parâmetros morfológicos qualitativos da medula espinal utilizando a classificação de Schizas. Este é também o primeiro estudo na Tunísia a abordar este tema, de acordo com a pesquisa no sítio Web da Faculdade de Medicina de Tunes, mas o nosso estudo tem algumas limitações:

- O carácter retrospetivo e interdisciplinar da obra.

- Número limitado de amostras.

- Os registos dos doentes não continham dados antropométricos, como o peso e a altura, nem a profissão dos doentes.

I. CARACTERÍSTICAS DERMOGRÁFICAS

A média de idade em nossa casuística foi de 58 anos. Esta média foi superior à encontrada na literatura, como na série de Jain [37], enquanto que foi inferior à das séries de Weber [35], Aaen [38], Andrasinova [34] e Moojen [39].

Na literatura, os homens são mais frequentemente afectados por alterações degenerativas da coluna lombar do que as mulheres [40]. Ao contrário das séries de Jain [37], Weber [35], Aaen [38], Moojen [39] e Andrasinova [34], a nossa série foi predominantemente feminina. **A Tabela VII** resume as idades médias e as proporções de género relatadas na literatura.

Tabela VII: Média de idade e sexo dos pacientes com canal radicular degenerativo estreito da coluna lombar na literatura.

	Ano	Proporção de homens (%)	Idades médias (anos)
Aaen	2022	52,7	66,8
Jain	2020		53,67
Moojen	2018	53	66
Andrasinova	2018	50	70
Weber	2016	55 ,5	68,1
A nossa série	2022	43	58

[e]A estenose do canal torna-se sintomática a partir da década de 80 [41] porque o envelhecimento leva à degeneração e a alterações na anatomia da coluna lombar [3,4]. Anatomicamente [3], a estenose do canal central pode resultar de uma diminuição do diâmetro ântero-

posterior, transversal ou combinado, secundária à perda de altura do disco com ou sem abaulamento do disco intervertebral, e hipertrofia das articulações facetárias e do ligamento amarelo devido a fibrose. A estenose lateral pode resultar de osteófitos póstero-laterais das placas vertebrais que se projetam para o forame, bem como de fibrose anular ou de uma hérnia discal abaulada lateralmente que comprime a raiz nervosa contra o pedículo superior.

II. ESTUDOS DOS DADOS DA ENTREVISTA E DO EXAME FÍSICO

II. 1. Distância percorrida e claudicação neurogénica :

Não encontrámos uma correlação significativa entre o perímetro da marcha e os graus de Schizas. Jain [37], Weber [35], Aaen [38], Moojen [39] e Andrasinova [34] concordaram com este resultado e confirmaram a ausência de uma ligação entre o perímetro da marcha e a classificação de Schizas.

II. 2. Intensidade da dor :

O nosso estudo encontrou uma correlação entre a EVA e o grau de estenose na RM. No entanto, a literatura contradiz os nossos resultados [34,35,37-39]. A discrepância entre os nossos resultados e os da literatura pode ser explicada pela predominância de mulheres na nossa série, em contraste com as séries da literatura. De facto, Yeom [42] demonstrou que as mulheres apresentam maior dor lombar e lombalgia do que os homens. Esta diferença na gravidade dos sintomas pode ser parcialmente mediada pela sensibilidade à dor.

II. 3. Incapacidade funcional :

Não encontrámos correlação entre o ODI e o grau de estenose do canal lombar. Os nossos resultados estão de acordo com os de Jain [37], Weber [35], Aaen [38], Moojen [39] e Andrasinova [34]. Podem existir várias razões para a fraca correlação entre os achados radiológicos e os sintomas clínicos, uma vez que um canal estreito é apenas um fator na patogénese da claudicação neurogénica [34]. Kuittinen [14] argumentou que o canal lombar estreito não é apenas um distúrbio anatómico, mas que a doença pode ter outros mecanismos patobiológicos subjacentes. Sublinhou que os mecanismos adaptativos têm um papel a desempenhar, na medida em que a dor pode desaparecer espontaneamente ao longo do tempo e é possível caminhar distâncias mais longas. Kuittinen [14] e Genevay [1] concluíram que a hipóxia intermitente das raízes do rabo-de-cavalo resultante da congestão venosa e da falha da vasodilatação arterial das raízes congestionadas foi proposta como um mecanismo fisiopatológico subjacente à claudicação neurogénica. Além disso, a falta de uma relação clara entre os achados imagiológicos e a apresentação clínica da estenose pode ser explicada pelo facto de a RM convencional ser realizada em posição supina, enquanto os sintomas de estenose são geralmente precipitados pela posição de pé ou pela marcha. Na posição vertical, o canal vertebral pode ser estreitado por instabilidade segmentar, compressão por estruturas de tecidos moles (quisto sinovial, ligamento amarelo, disco intervertebral, gordura epidural posterior) ou congestão venosa [16]. Kanno [43] e Zhou [44] demonstraram que o tamanho do saco dural na RM axial carregada estava reduzido e significativamente correlacionado com a gravidade dos sintomas.

II. 4. Défice sensório-motor :

Encontrámos uma correlação significativa entre o défice sensitivo-motor e a classificação de Schizas. Este facto está de acordo com o estudo de Andrasinova [34], que encontrou uma tendência para um défice neurológico mais acentuado nos membros inferiores dos doentes com estenose central mais grave (classificação de Schizas grau D).

III. INTERESSE DA AVALIAÇÃO QUALITATIVA DO CANAL LOMBAR NA RESSONÂNCIA MAGNÉTICA E O IMPACTO TERAPÊUTICO

Na literatura, a maioria dos estudos tem correlacionado o tamanho e as medidas do canal lombar com a situação clínica. Amudsen et al [10] não encontraram relação entre o grau de estenose (medido por mielografia e tomografia computorizada) e os sintomas clínicos em 100 doentes seleccionados num centro de neurologia com base nos sintomas clínicos de ELC. Lohman et al [11] não encontraram relação entre a área de secção transversal do canal medida por tomografia computorizada e os sintomas clínicos. Sirvanci et al [12] estudaram a correlação entre os exames de imagem e o ODI em 63 candidatos a cirurgia com ELC. Estudaram a área de secção transversal, mas não encontraram correlação entre estes parâmetros e o ODI. Jonsson et al [13] observaram uma tendência não significativa para a perturbação da marcha em doentes com CLE com estenose mais pronunciada observada na mielografia. Kuittinen et al [14] e Zeifang et al [15] mostraram que não havia associação entre a estenose do canal lombar e a capacidade funcional com base na medição por RM da área de superfície do saco dural. Haig et al [16] salientaram que a RM não tinha valor discriminatório na distinção entre doentes com estenose clínica grave e voluntários assintomáticos. Nenhum dos estudos acima referidos analisou as características morfológicas qualitativas e limitaram-se a tentar estabelecer uma relação entre os parâmetros medidos e os sintomas ou o estado funcional. No entanto, a avaliação das estenoses coronárias através de um sistema de classificação foi amplamente utilizada na prática clínica. Schizas et al [8] sugeriram uma classificação de 4 graus baseada na morfologia do saco dural com consideração da relação entre o canal radicular e o líquido cefalorraquidiano (LCR) na RM. Devido à sua capacidade de realizar uma avaliação visual rápida sem a necessidade de instrumentos de medição específicos, o sistema de classificação qualitativa da RM tem sido amplamente utilizado em relatórios clínicos como parâmetros radiológicos para classificar o LCP. A presença de estreitamento ductal é apenas um elemento confirmatório secundário. O facto de os achados radiológicos não estarem associados a sintomas clínicos confirma a conclusão geral de que o estreitamento do canal lombar é muitas vezes assintomático. De facto, Tong et al [17] estudaram a estenose central do canal lombar em doentes assintomáticos com mais de 55 anos de idade; 72,8% tinham pelo menos estenose central ligeira, 30,3% tinham pelo menos estenose moderada e 6,1% tinham estenose grave presente em pelo menos um nível. De acordo com o nosso estudo, não é possível estimar os sintomas clínicos ou o grau de incapacidade em pacientes com CLE com base nos achados da RM. Concordamos com a ideia de que o CLE é uma síndrome clínico-radiológica com uma relação complexa entre o grau de estenose radiológica e as manifestações clínicas. Os achados radiológicos por si só são insuficientes para justificar o tratamento da estenose do canal, e por boas razões. A RM é efectuada em posição supina, o que anula o efeito de compressão dinâmica do segmento móvel da coluna vertebral. A escolha do tratamento (cirurgia ou tratamento conservador) para os doentes com estenose do canal vertebral deve basear-se no grau de envolvimento clínico.

CONCLUSÃO

O estreitamento degenerativo do canal lombar é uma patologia frequente a partir da quinta década de vida. Corresponde a um desajuste da relação contentor-conteúdo da coluna lombar.

Clinicamente, o principal sintoma é a claudicação neurogénica intermitente. A síndrome da cauda equina é uma doença grave, mas é rara e parece estar associada a uma fase progressiva da doença.

A estenose espinal lombar degenerativa é diagnosticada clínica e radiologicamente. Uma vez que a RM é o padrão de excelência para o diagnóstico da LRS, foram propostos vários sistemas de classificação baseados na RM para avaliar a gravidade desta doença. No entanto, a perceção dos sintomas pelo doente nem sempre é compatível com os achados radiológicos, o que é objeto de debate. O LED é uma síndrome anatomo-clínica com relações complexas entre o grau de estenose e as manifestações clínicas. A literatura contém estudos que descrevem uma fraca relação entre o tamanho do canal lombar e os sintomas clínicos.

O nosso estudo é um estudo retrospetivo e descritivo de 82 doentes seguidos por estreitamento degenerativo do canal lombar. O estudo baseou-se na classificação de Schizas, que é uma classificação morfológica qualitativa. Descreve a morfologia do saco dural, observada nas imagens axiais de ressonância magnética em T2, em função do rácio radícula/líquido cefalorraquidiano.

Estávamos interessados em correlacionar os sintomas clínicos com o grau de estenose radicular no saco dural, avaliado pela classificação de Schizas na RM.

O nosso estudo encontrou uma correlação significativa entre o grau de estenose das raízes da cauda equina e o défice motor (p=0,001) e a intensidade da dor (p=0,011). No entanto, não identificámos qualquer associação entre o grau de estenose e a incapacidade funcional (ODI) ou a capacidade de marcha (perímetro da marcha).

De facto, a estimativa absoluta dos sintomas clínicos ou do grau de incapacidade em doentes com CLE não foi possível com base nos resultados da RM. Os achados radiológicos, por si só, são insuficientes para definir a gravidade da patologia e para justificar o tratamento da estenose ductal. Por conseguinte, a escolha do tratamento (cirurgia ou tratamento conservador) em doentes com CLE deve basear-se no grau de envolvimento clínico.

REFERÊNCIAS

[1] Genevay S, Chevallier-Ruggeri P, Faundez A. [Estenose espinal lombar: evolução clínica, fisiopatologia e tratamento]. Rev Med Suisse. 14 de março de 2012;8(332):585-6, 588-9.

[2] Lafian AM, Torralba KD. Estenose da coluna lombar em adultos mais velhos. Reum Dis Clin North Am. agosto de 2018;44(3):501-12.

[3] Genevay S, Atlas SJ. Estenose espinal lombar. Best Pract Res Clin Rheumatol. abril de 2010;24(2):253-65.

[4] Ko Y jee, Lee E, Lee JW, Park CY, Cho J, Kang Y, et al. Validade clínica de dois sistemas de classificação diferentes para a estenose do canal central lombar: Sistemas de classificação Schizas e Lee. PLoS One. 27 de maio de 2020;15(5):e0233633.

[5] Park S, Han HS, Kim GU, Kang SS, Kim HJ, Lee M, et al. Relações entre Incapacidade, Qualidade de Vida e Aptidão Física na Estenose Espinal Lombar: Uma investigação de mulheres coreanas idosas. Asian Spine J. Apr 2017;11(2):256-63.

[6] Özdemır E, Paker N, Bugdayci D, Tekdos DD. Qualidade de vida e factores relacionados na estenose espinal lombar degenerativa: Um estudo controlado. J Back Musculoskelet Rehabil. 2015;28(4):749-53.

[7] Olmarker K, Rydevik B, Hansson T, Holm S. Alterações induzidas pela compressão do fornecimento de nutrientes à cauda equina porcina. J Spinal Disord. março de 1990;3(1):25-9.

[8] Schizas C, Theumann N, Burn A, Tansey R, Wardlaw D, Smith FW, et al. Qualitative grading of severity of lumbar spinal stenosis based on the morphology of the dural sac on magnetic resonance images. Spine (Phila Pa 1976). 1 de outubro de 2010;35(21):1919-24.

[9] Lim YS, Mun JU, Seo MS, Sang BH, Bang YS, Kang KN, et al. A área do saco dural é um parâmetro mais sensível para avaliar a estenose espinal lombar do que a área do canal espinal: Um estudo retrospetivo. Medicina (Baltimore). dez 2017;96(49):e9087.

[10]Amundsen T, Weber H, Lilleås F, Nordal HJ, Abdelnoor M, Magnaes B. Estenose espinal lombar. Características clínicas e radiológicas. Spine (Phila Pa 1976). 15 de maio de 1995;20(10):1178-86.

[11]Lohman CM, Tallroth K, Kettunen JA, Lindgren KA. Comparação de sinais radiológicos e sintomas clínicos de estenose espinhal. Spine (Phila Pa 1976). 15 Jul 2006;31(16):1834-40.

[12] Sirvanci M, Bhatia M, Ganiyusufoglu KA, Duran C, Tezer M, Ozturk C, et al. Degenerative lumbar spinal stenosis: correlation with Oswestry Disability Index and MR Imaging. Eur Spine J. maio de 2008;17(5):679-85.

[13] Jönsson B, Annertz M, Sjöberg C, Strömqvist B. Um estudo prospetivo e consecutivo da estenose espinal lombar tratada cirurgicamente. Parte I: Características clínicas relacionadas com achados radiográficos. Spine (Phila Pa 1976). 15 de dezembro de 1997;22(24):2932-7.

[14] Kuittinen P, Sipola P, Saari T, Aalto TJ, Sinikallio S, Savolainen S, et al. A gravidade da estenose do canal espinal lombar avaliada visualmente está paradoxalmente associada à dor nas pernas e à capacidade objetiva de caminhar. BMC Musculoskeletal Disord. 16 Oct 2014;15:348.

[15] Zeifang F, Schiltenwolf M, Abel R, Moradi B. A análise da marcha não se correlaciona com parâmetros clínicos e de imagiologia

por RM em doentes com estenose espinal lombar sintomática. BMC Musculoskeletal Disord. 20 de junho de 2008;9:89.

[16] Haig AJ, Tomkins CC. Diagnosis and management of lumbar spinal stenosis (Diagnóstico e tratamento da estenose espinal lombar). JAMA. 6 Jan 2010;303(1):71-2.

[17] Tong HC, Carson JT, Haig AJ, Quint DJ, Phalke VR, Yamakawa KSJ, et al. Magnetic resonance imaging of the lumbar spine in asymptomatic older adults. Journal of Back and Musculoskeletal Rehabilitation. 1 Jan 2006;19(2-3):67-72.

[18] Kim YU, Kong YG, Lee J, Cheong Y, Kim S hun, Kim HK, et al. Sintomas clínicos de estenose espinhal lombar associados a parâmetros morfológicos em imagens de ressonância magnética. Eur Spine J. Oct 2015;24(10):2236-43.

[19] Arabmotlagh M, Sellei RM, Vinas-Rios JM, Rauschmann M. [Classificação e diagnóstico da estenose espinhal lombar]. Orthopade. oct 2019;48(10):816-23.

[20] Burgstaller JM, Schüffler PJ, Buhmann JM, Andreisek G, Winklhofer S, Del Grande F, et al. Is There an Association Between Pain and Magnetic Resonance Imaging Parameters in Patients With Lumbar Spinal Stenosis? Spine (Phila Pa 1976). Sep 2016;41(17):E1053-62.

[21] Huang CC, Jaw FS, Young YH. Avaliação radiológica e funcional em pacientes com estenose espinhal lombar. BMC Musculoskeletal Disord. 10 de fevereiro de 2022;23(1):137.

[22] Schizas C, Kulik G. Decision-making in lumbar spinal stenosis. O volume britânico do Journal of Bone and Joint Surgery. janeiro de 2012;94-B(1):98-101.

[23] Fairbank JC, Pynsent PB. O Índice de Incapacidade de Oswestry. Spine (Phila Pa 1976). 15 Nov 2000;25(22):2940-52; discussão 2952.

[24] Huskisson EC. Medição da dor. Lancet. 9 Nov 1974;2(7889):1127-31.

[25]Bodian CA, Freedman G, Hossain S, Eisenkraft JB, Beilin Y. A Escala Visual Analógica para a Dor: Significado Clínico em Pacientes Pós-Operatórios. Anesthesiology. 1 de dezembro de 2001;95(6):1356-61.

[26]Skovlund E, Breivik H. Analysis of pain-intensity measurements (Análise das medições da intensidade da dor). Scand J Pain. Out 2016;13:123-4.

[27]Cervo T, Sayed D, Michels J, Josephson Y, Li S, Calodney AK. Uma Revisão da Estenose Espinhal Lombar com Claudicação Neurogénica Intermitente: Doença e Diagnóstico. Pain Med. Dez 2019;20(Suppl 2):S32-44.

[28]Robert K. Snider. Essentials of Musculoskeletal Care [Internet]. Rosemont, Illinois, U.S.a.: Amer Academy of Orthopaedic; 2001 [citado 19 Jul 2022]. Disponível em: https://www.biblio.com/book/essentials-musculoskeletal-care-robert-k-snider/d/1457596024

[29] Murtagh J. Teste de Schober (modificado). Aust Fam Physician. julho de 1989;18(7):849.

[30]Cidem M, Karacan I, Uludag M. Normal range of spinal mobility for healthy young adult Turkish men. Rheumatol Int. agosto de 2012;32(8):2265-9.

[31]M Das J, Nadi M. Sinal de Lasegue. In: StatPearls [Internet]. Treasure Island (FL): StatPearls Publishing; 2022 [citado 16 Jul

2022]. Disponível em:

http://www.ncbi.nlm.nih.gov/books/NBK545299/

[32]Hislop HJ, Avers D, Brown M, editores. Capítulo 1 - Princípios dos testes musculares manuais. In: Daniels and Worthingham muscle testing (9ª edição) [Internet]. Paris: Elsevier Masson; 2015 [citado 16 jul 2022]. p. 1-9. Disponível em:

https://www.sciencedirect.com/science/article/pii/B9782294739941000 010

[33]A manutenção das capacidades dos miopatas ou a arte de prescrever o exercício físico [Internet]. Revista   Medicale Switzerland. [citado em 19 de julho de 2022]. Disponível em:

https://www.revmed.ch/revue-medicale-suisse/2014/revue-medicale-suisse- 428/maintien-des-capacites-des-myopathes-ou-l'-art-de-prescrire-l-exercice-physique

[34]Andrasinova T, Adamova B, Buskova J, Kerkovsky M, Jarkovsky J, Bednarik J. Existe uma correlação entre o grau de estenose radiológica da coluna vertebral lombar e a sua manifestação clínica? Cirurgia Clínica da Coluna Vertebral: Uma publicação da coluna vertebral. outubro de 2018;31(8):E403-8.

[35] Weber C, Giannadakis C, Rao V, Jakola AS, Nerland U, Nygaard ØP, et al. Is There an Association Between Radiological Severity of Lumbar Spinal Stenosis and Disability, Pain, or Surgical Outcome: A Multicenter Observational Study. SPINE. Jan 2016;41(2):E78-83.

[36] P. Vandermarcq, S. Velasco, P. Ardilouze, S. Boucebci. Estenose do canal lombar [Internet]. EM-Consulte. 2011 [citado 16 jul 2022]. Disponível em: https://www.em-consulte.com/article/286735/stenoses-du-canal-lombaire

[37] Jain N, Acharya S, Adsul NM, Haritwal MK, Kumar M, Chahal RS, et al. Estenose do canal lombar: A Prospective Clinicoradiologic Analysis. J Neurol Surg A Cent Eur Neurosurg. setembro de 2020;81(5):387-91.

[38] Aaen J, Austevoll IM, Hellum C, Storheim K, Myklebust TÅ, Banitalebi H, et al. Achados clínicos e de ressonância magnética na estenose espinhal lombar: dados de base do estudo NORDSTEN. Eur Spine J. 1 de junho de 2022;31(6):1391-8.

[39] Moojen WA, Schenck CD, Lycklama À Nijeholt GJ, Jacobs WCH, Van der Kallen BF, Arts MP, et al. Ressonância magnética pré-operatória em doentes com claudicação neurogénica intermitente: Relevância para o diagnóstico e prognóstico. Spine (Phila Pa 1976). 1 de março de 2018;43(5):348-55.

[40] Suthar P, Patel R, Mehta C, Patel N. Avaliação por ressonância magnética da doença degenerativa do disco lombar. J Clin Diagn Res. abril de 2015;9(4):TC04-9.

[41] Sheehan JM, Shaffrey CI, Jane JA. Estenose lombar degenerativa: a perspetiva neurocirúrgica. Clin Orthop Relat Res. março de 2001;(384):61-74.

[42] Yeom JS. Diferença de género na gravidade dos sintomas na estenose espinal lombar: Papel da Sensibilidade à Dor. Pain Phys. 14 de novembro de 2013;6;16(6;11):E715-23.

[43] Kanno H, Ozawa H, Koizumi Y, Morozumi N, Aizawa T, Kusakabe T, et al. A alteração dinâmica da área da secção transversal do saco dural na ressonância magnética com carga axial correlaciona-se com a gravidade dos sintomas clínicos em doentes com estenose do canal espinal lombar. Spine (Phila Pa 1976). 1 de fevereiro de 2012;37(3):207-13.

[44] Zhou Z, Jin Z, Zhang P, Shan B, Zhou Z, Zhang Y, et al. Correlação entre o tamanho do saco dural na ressonância magnética dinâmica e os sintomas clínicos em pacientes com estenose espinal lombar. World Neurosurgery. 1 de fevereiro de 2020;134:e866-73.

APÊNDICES

Apêndice 1: Ficha de funcionamento

Surname/First name :

Genre :

Age :

Reason for consultation: Previous

history :

Medical :

Surgical :

 Profession :

Development time :

Functional signs :

• Chronic low back pain :

• Lower back pain:

o Head office:

o Type :

• Type of pain :

• Intermittent medullary claudication :

 • walking perimeter :

• Genito-sphincter disorders:

• EVA :

• ODI :

• Cervicobrachial neuralgia:

 Physical signs :

• walk: Talon :

        Toes :

• Examination of the spine :

o Lumbar stiffness :

o Analgesic attitude :

o Sign of the bell :

o Lasègue sign :

o Neurological examination :

o Motor disorders :

o Sensory disorders :

□ Ponytail syndrome :

□ muscle tone :

o ROT [Achillean/Botulian] :

□ pyramidal syndrome :

Radiological examination :

• MRI :

CLE :

    -	-disco-radicular conflict

    -	-Zygapophyseal osteoarthritis

    -	-Synovial cyst

    -	-hypertrophy of the yellow ligament

    -	-number of floors :

    -	-muscle degeneration :

    -	-Schizas classification :

Treatment :

• Medical :

• Rehabilitation :

Evolution :

Apêndice 2: Índice de incapacidade de Oswestry

Section 1: Pain Intensity

0. The pain comes and goes and is very mild.
1. The pain is mild and does not vary much.
2. The pain comes and goes and is moderate.
3. The pain is moderate and does not vary much.
4. The pain comes and goes and is severe.
5. The pain is severe and does not vary much.

Section 2: Personal Care

0. I would not have to change my way of washing or dressing in order to avoid pain.
1. I do not normally change my way of washing or dressing even though it causes some pain.
2. Washing and dressing increase the pain, but I manage not to change my way of doing it.
3. Washing and dressing increase the pain and I find it necessary to change my way of doing it.
4. Because of the pain, I am unable to do some washing and dressing without help.
5. Because of the pain, I am unable to do any washing and dressing without help.

Section 3: Lifting

0. I can lift heavy weights without extra pain.
1. I can lift heavy weights, but it causes extra pain.
2. Pain prevents me from lifting heavy weights off the floor, but I manage if they are conveniently positioned (e.g., on a table).
3. Pain prevents me from lifting heavy weights off the floor.
4. Pain prevents me from lifting heavy weights, but I can manage light to medium weights if they are conveniently positioned.
5. I can only lift very light weights at the most.

Section 4: Walking

0. I have no pain on walking.
1. I have some pain on walking, but it does not increase with distance.
2. I cannot walk more than one mile without increasing pain.
3. I cannot walk more than 1/2 mile without increasing pain.
4. I cannot walk more than 1/4 mile without increasing pain.
5. I cannot walk at all without increasing pain.

Section 5: Sitting

0. I can sit in any chair as long as I like.
1. I can only sit in my favourite chair as long as I like.
2. Pain prevents me from sitting more than one hour.
3. Pain prevents me from sitting more than 1/2 hour.
4. Pain prevents me from sitting more than 10 minutes.
5. I avoid sitting because it increases pain right away.

Section 6: Standing

0. I can stand as long as I want without pain.
1. I have some pain on standing, but it does not increase with time.
2. I cannot stand for longer than one hour without increasing pain.
3. I cannot stand for longer than 1/2 hour without increasing pain.
4. I cannot stand for longer than 10 minutes without increasing pain.
5. I avoid standing because it increases the pain right away.

Section 7: Sleeping

I get no pain in bed.

0. I get pain in bed, but it does not prevent me from sleeping well.
1. Because of pain, my normal night's sleep is reduced by less than 1/4.
2. Because of pain, my normal night's sleep is reduced by less than 1/2.
3. Because of pain, my normal night's sleep is reduced by less than 3/4.
4. Pain prevents me from sleeping at all.

Section 8: Social Life

0. My social life is normal and gives me no pain.
1. My social life is normal, but it increases the degree of pain.
2. Pain has no significant effect on my social life apart from limiting my more energetic interests, e.g., dancing, etc.
3. Pain has restricted my social life and I do not go out very often.
4. Pain has restricted my social life to my home.
5. I hardly have any social life because of the pain.

Section 9: Traveling

0. I get no pain while traveling.
1. I get some pain while traveling, but none of my usual forms of travel make it any worse.
2. I get extra pain while traveling, but it does not compel me to seek alternative forms of travel.
3. I get extra pain while traveling, which compels me to seek alternative forms of travel.
4. Pain restricts all forms of travel.
5. Pain prevents all forms of travel except that done lying down.

Section 10: Changing Degree of Pain

0. My pain is rapidly getting better.
1. My pain fluctuates, but is definitely getting better.
2. My pain seems to be getting better, but improvement is slow at present.
3. My pain is neither getting better nor worse.
4. My pain is gradually worsening.
5. My pain is rapidly worsening.

Oswestry disability index [23].

Apêndice 3: Escala visual analógica

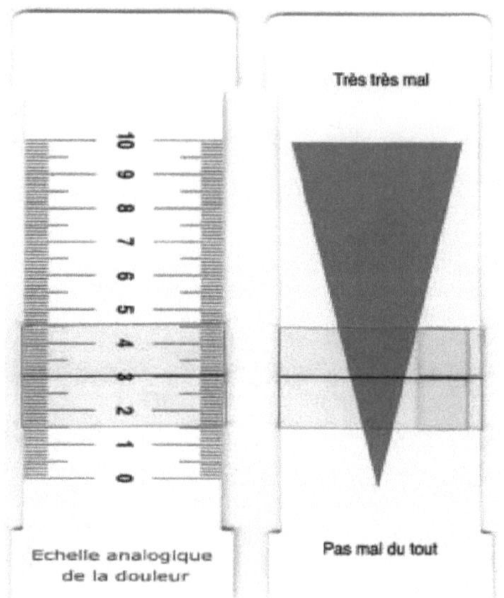

Diagrama da escala visual analógica [25].

Apêndice 4: Comparação entre claudicação neurogénica e claudicação vascular

	Claudicação vascular	Claudicação neurogénica
Distância a pé	Fixo	Variável
Alívio da dor	Levantar-se	Sentar-se e/ou inclinar-se para a frente
Subir a colina	Dor nos membros inferior	Sem dor
Ciclismo	Dor nos membros inferior	Sem dor
Tipo de dor	Cãibras, aperto	Dormência, picadas
Pulso do pé	Ausente	Normal
Pele dos membros inferior	Queda de cabelo e atrofia	Normal
Atrofia muscular do pernas	Raro	Ocasional
Membros fracos inferior	Raro	Ocasional
Dores de costas	Não é habitual	Habitual
Mobilidade limitada coluna vertebral	Não é habitual	Habitual

Comparação da claudicação neurogénica e vascular [28].

Apêndice 5: Pontuação da força muscular

48

0 = Aucune contraction
1 = Contraction visible n'entraînant aucun mouvement
2 = Contraction permettant le mouvement en l'absence de pesanteur
3 = Contraction permettant le mouvement contre la pesanteur
4 = Contraction permettant le mouvement contre la résistance
5 = Force musculaire normale

Tabela de pontuação da força muscular [32,33].

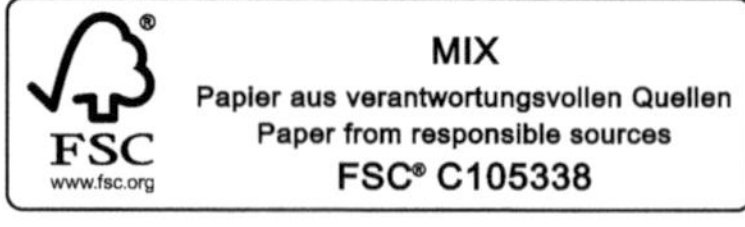

Printed by Books on Demand GmbH, Norderstedt / Germany